Vitamine, Mineralien, und vieles mehr!

I0435482

Nahrungsmittelquellen, Funktionen des Körpers, und Mängel (Symptome)

Michelle J. Bever

ENGAGEMENT

Dieses Buch richtet sich an all jene, die gerne mehr darüber erfahren, was los ist mit ihren Körpern, interessiert sind gesund und wollen einfach nur besser zu fühlen. Der Grund für dieses Buch ist, so dass es leicht sein wird, ein Kind oder ein Erwachsener zu lesen und zu verstehen. Viele Bücher sind heute überlastet mit Kommentar und es fühlt sich an wie Tage sind vergangen, bevor sie überhaupt lesen, was sie kaufte das Buch für in den ersten Platz. Genießen Sie die Einfachheit.

INHALT

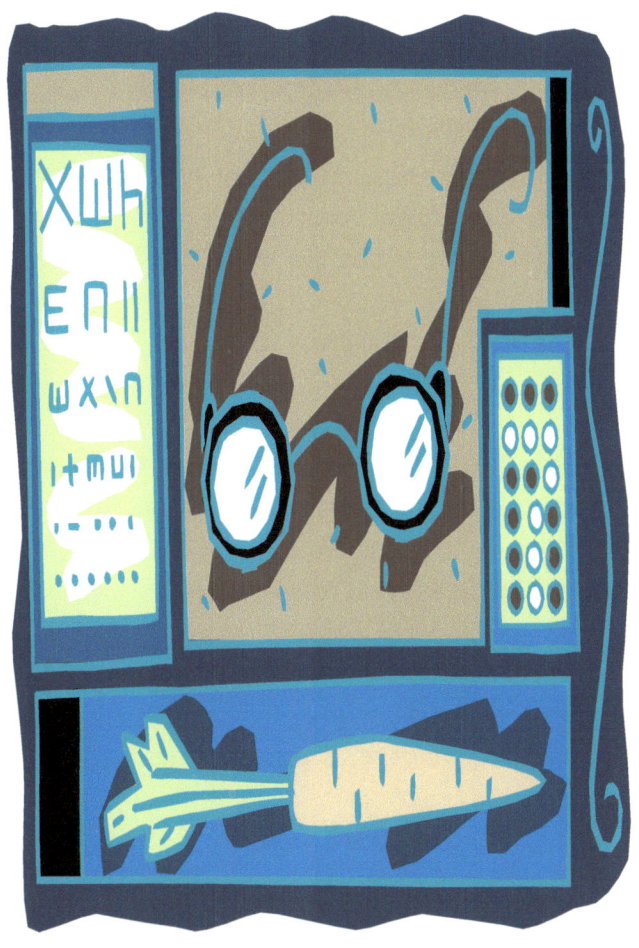

Dies ist nur ein Beispiel von Food Association und wissen, was Vitamin ist in dieser Gruppe.

DANKSAGUNGEN

Ich möchte Gott danken, und wer hat den Glauben an mich zu beenden, was ich begann, diese Informationen nicht an die Öffentlichkeit.

Bitte denken Sie daran, dass eine Überprüfung, ob dieses Buch hat Ihnen geholfen, oder jene, die Sie kennen, um zu erfahren, wie Lebensmittel zu einem gesünderen Körper und Geist.

Es ist außerordentlich geschätzt und es ist meine Hoffnung, dass dieses Buch in der Schule. Sie können dazu beitragen, dass das passiert.

Vielen Dank!

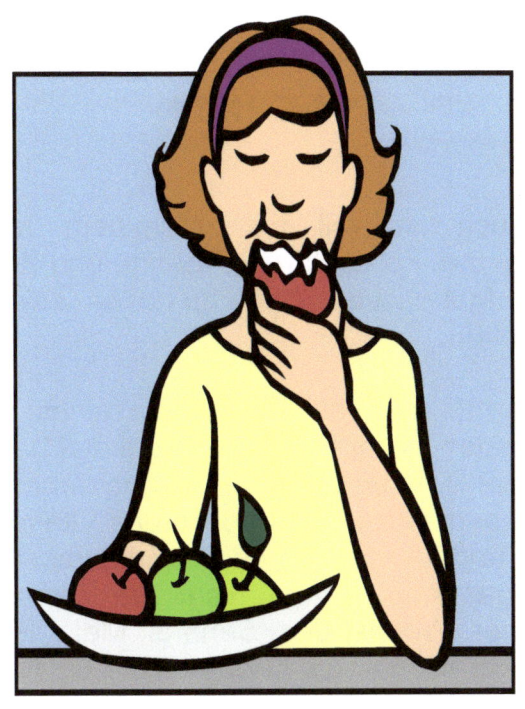

Ein Apfel am Tag hält den Arzt fern

1 LERNEN

Dieses Buch ist voll mit Vitaminen, Mineralstoffen, Spurenelementen, Zelle, Salze, Proteine und Kohlenhydrate, und meine Aufgabe ist es, Ihnen zu helfen, erfahren Sie, wie sie sich zu helfen.

Wie ich lernte, war, als ich ein einzelnes Elternteil und gestützt auf jeden Dollar Budget. Ich gekauft hatte eine hohe Potenz Vitamin C, hatten andere Vitamine auf es auch, aber alles was ich sah, war eine hohe Potenz Vitamin C. Ich ging in den Store und kaufte eine hohe Wirksamkeit von Vitamin C, die weniger Kosten und nicht die Extras. Ich lernte innerhalb einer Woche des Sehens Mein Sohn nehmen diese niedrigeren Kosten hohe Potenz C, dass sein Verhalten begonnen hatte, zu ändern.

Das ist es, was mich führte die Forschung zu tun, um zu erfahren, was jede zusätzliche Vitamin auf, dass höhere Kosten hohe Potenz Vitamin C hat. Ich habe zu tun, meine Forschung finanziert und nach viel Engagement in der Lage war zu brechen jedes Element in welche Nahrungsmittel, dass ich essen konnte, um mehr von dem Vitamin im System, welche Funktionen Sie halfen mit in den Körper, und wie Ihr Körper sich ausdrückt, wenn es nicht genug. Wie Ihr Körper sich ausdrückt, ist bekannt als ein Symptom.

Unsere Lebensmittel sind viele Male verarbeitet werden, fehlen in den Nährstoffen, geladen in Hormone, und manchmal haben wir einfach nicht essen, was unser Körper braucht.

Eine Kombination aus die rechten Nahrungsmittel zu essen und unter was wird unter diesem Symptom ist ein guter Weg, um gesunden produktiven Veränderungen.

Quellen - sind die Lebensmittel zu essen, die für das jeweilige Vitamin, Mineral, Zelle, Salz, Spurenelement, Protein, Kohlenhydrat

Funktionen - dies ist, was der Körper tut, wenn es ordnungsgemäß mit keine Symptome

Mängel- dieses ist wie Ihr Körper drückt aus, wie stark es ist Gefühl, weil er nicht haben, was es braucht, um ordnun

Ich fordere euch auf, durch dieses Buch und aufschreiben, welche Symptome Sie haben. Sie werden feststellen, dass die gleichen Symptome können unter verschiedenen Vitaminen, etc. Machen Sie sich eine Liste der Vitamine, Mineralstoffe, etc., die im Zusammenhang mit diesen Symptomen. Es ist einfach nach, dass gerade eine Einkaufsliste.

Immer einen Arzt konsultieren Sie Respekt zu Beginn nichts Neues, bitten um Ihre vitamin Ebenen überprüft, und sprechen Sie über Ihre Symptome. Denken Sie daran, dass jeder Körper der Person ist anders und benötigt möglicherweise mehr oder weniger als jemand anderes. Die rechten Nahrungsmittel zu essen ist ein Anfang… Nehmen, was Sie brauchen, ist ein Plus!

2 VITAMINS

VITAMIN C

Quellen
frisches Obst
Brokkoli
Melone
Erdbeeren
Zitrusfrüchte
Kohl
Gemüse
Kartoffeln
grüne Erbsen
Grüne Paprika
Spinat

Funktionen
Kollagenaufbau

Jod Erhaltung

Knochenbildung Heilung
Zahnanordnung
Bildung roter Blutkörperchen
Infektion Widerstand
Eisenabsorption
corticosteriod Synthese
steigert die Allergene für Allergien

Mängel
Zahnfleischbluten
Nase blutet
leicht Blutergüsse
Kariesdsypnea

Anorexie
niedrige Infektion Widerstand
Müdigkeit
Reizbarkeit
Gelenkschmerzen
Muskelschmerzen
Hautveränderungen
geschwollene Gelenke
Skorbut
Degeneration der Haut

VITAMIN B

Quellen
Fleisch,
Fisch,
Geflügel,
Schweinefleisch
brauner Reis
Melasse
Muttern
brauerhefe
Weizenkeime
ganze Körner
angereichertes Getreide
Leber
Trockenbohnen
Cashew-kerne
Sonnenblumenkerne

Funktionen
Kohlenhydrat & Proteinstoffwechsel
fett Energie Produktion Das
zentrale Nervensystem Wartung

Guten Muskeltonus
Guten Appetit

Mängel
Schwäche
Appetitlosigkeit
Verstopfung
Atemnot
Müdigkeit
Reizbarkeit
Gedächtnisverlust
myokardiale Schmerz
Nervosität
hand Taubheitsgefühl
Schmerzempfindlichkeit
Lärmempfindlichkeit
Ataxie
Fuß Taubheitsgefühl
Stimmungsschwankungen
Herzinsuffizienz
Wassereinlagerungen
beriberi
Depression

VITAMIN B2

Quellen
Fleisch
Fisch
Geflügel
Milch
Bierhefe
Eier
Obst
grünes Blattgemüse

Nüsse
Ganze Körner

Funktionen
Antikörper und Bildung roter Blutkörperchen
Energieproduktion
epitheliale
Schleimhaut Wartung
Kohlenhydratstoffwechsel
Fettstoffwechsel

Mängel
Katarakte
cheilosis (Risse im Mundwinkel)
Schwindel
ihr Ermüdung
juckende Augen,
brennende Augen
Lichtempfindlichkeit
fettige Haut
Wachstumsverzögerungen
Zunge Rötung & Wundsein

VITAMIN B6 (Pyridoxin)

Quellen
Sonnenblumenkerne
Bananen
Fleisch
Geflügel
Fisch Bierhefe
getrocknete Leber
Rosinen
Vollkorn
trockene Bohnen
Jugo de tomate arroz marrón

maní
lentejas de germen de trigo
los aguacates
melaza
nueces

Funktionen
Antikörperbildung
Verdauung
DNA & RNA Synthese
Fettstoffwechsel
Eiweißstoffwechsel
Hämoglobin Produktion
Natrium
Kalium balance balance des
zentralen Nervensystems
trytophan zu Niacin Umwandlung

Mängel
Seborrhoe

Dermatitis

Arthritis

Akne

glossitis

cheilosis

Anfälle

Säuglinge Depression Schwindel

Haarausfall

Reizbarkeit

Lernbehinderungen

Ataxie

Schwäche

Hautverletzungen

Gewichtsverlust

Folsäure

Quellen
Leber
Spargel
Zitrusfrüchte
Eier
Organfleisch
ganze Körner
Weizenkeime
Pastinaken
Kantalupe
Limabohnen
blattkohl
Spinat
Erbsen
Kohlrabi
Linsen
Rüben
grünes Blattgemüse
Milchprodukte
Fisch
Erdnüsse
black-eyed peas
Pintobohnen
Kichererbsen
Brokkoli

Funktionen
Red & white blood cell Formation
red & white blood cell Reifung
DNA & RNA-Bildung

Mängel
Macrocytic megaloblastäre Anämie (große rote Blutkörperchen)
Müdigkeit
Schwäche
Ohnmacht
Blässe
Verdauungsprobleme
ergrauendes Haar
Wachstum Probleme
Insomnie
Zunge Entzündung
Magen-Darm-Verstimmungen Gedächtnisstörungen schlechtes Wachstum

VITAMIN B12
Quellen
Rindfleisch
Eier
Milchprodukte
Fisch
Lamm
Käse
Schweinefleisch
Organfleisch

Funktionen
Reifung der roten Blutkörperchen
Eisenabsorption
Zellstoffwechsel
Gewebewachstum
Nährstoff Stoffwechsel
Nervenzelle Wartung
Zelle Langlebigkeit
myellin Bildung

Mängel
Müdigkeit
gehproblemen
Gedächtnisstörungen
Sprachstörungen
Depressionen
glossitis
Verwirrtheit
Kopfschmerzen
Nervosität
perniziöse
Anämie
reduziert reflex Antworten
Gewichtsverlust
Nervensystem

VITAMIN B3 (NIACIN)

Quellen
Eier,
mageres Fleisch
Milchprodukte
Organfleisch
Erdnüsse
Geflügel
Meeresfrüchte
Ganze Körner
Leber
Kleie
Fisch

Funktionen
Cholesterinspiegel Verringerung
Sexualhormon Produktion
Stoffwechsel
protein Kohlenhydrat Glycogen Synthese

Mit Hilfe der Verdauung Fett
normaliza den Appetit

Mängel
Durchfall
canker Wunden
Kopfschmerzen
Müdigkeit Depression
Verdauungsstörungen
Appetitlosigkeit
Muskelschwäche Mundgeruch Schlaflosigkeit
Übelkeit
Hauteruptionen
Gedächtnisstörungen
Nervenleiden
pellagra
Angst
Magen-Darm-Geschwüre

BIOTIN

Quellen
Eigelb,
Hülsenfrüchte
Hefe
Organfleisch
Vollkornprodukte
Milch
Meeresfrüchte
Gemüse

Funktionen
Das Zellwachstum
Fettsäuresynthese
Fettsäuresynthese
Stoffwechsel von Kohlenhydraten

Metabolismus der Fettstoffwechsel
von Protein
Vitamin B nutzen
Energie Produktion

Mängel
Depression
Schlaflosigkeit
trockene Haut
glossitis Anämie
Appetitlosigkeit
Muskelschmerzen

Pantothensäure

Quellen
Eier
Hülsenfrüchte
Champignons
Organfleisch
Lachs
Weizenkeime
Vollkorn
frisches Gemüse
Hefe

Funktionen
Antikörperbildung
Kortison Produktion
Stoffwechsel von Kohlenhydraten
Wachstumsstimulation
Stoffwechsel von Fetten
Stresstoleranz
den Stoffwechsel von Proteinen
Cholesterinsynthese

Mängel
Durchfall

Ekzeme

Haarausfall

Muskelkrämpfe

Nervosität

vorzeitiger Hautalterung

Atemwegsinfektionen

Müdigkeit

Taubheitsgefühl

VITAMIN A

Quellen
Leber

Leber Cantaloupe-melone Karotten

Süßkartoffeln

winterkürbis

Fische

grüne Früchte

gelb Obst

Milchprodukte

grünes Gemüse

Gemüse

Aprikosen

Pfirsiche gelb Brokkoli

Funktionen
Körpergewebe reparieren

Infektion Widerstand

Körpergewebe Wartung

Knochenwachstum

Nervensystementwicklung

Zellmembran StoffwechselRNA synthesis

Zellmembran Struktur
visuelle lila Produktion (Nachtsicht)
Bildung von Hautbildung
der Schleimhäute
Bildung von Knochen
bildung der Zähne

Mängel
Trockenes Haar allergien Appetitverlust
Müdigkeit
Ohrinfektionen
Infektionen in Mund
Speicheldrüsen Infektionen
juckende Augen,
brennende Augen
Verlust des Geruchs
Nachtblindheit
rauhe Haut
Kurveprobleme
schlechtes Wachstum
trockene Haut
schuppige Haut
aufgeweichten Zahnschmelz

VITAMIN D

Quellen
Angereicherte Milch
Knochenmehl
Eigelb
Organfleisch
butter
Lebertran
fettreichem Fisch

Funktionen
Notwendig für die Calciumaufnahme & Verwendung
Mineralablagerungen in Knochen
notwendig für Phosphor Absorption & Verwendung
Mineralablagerungen in Zähne
Serumcalciumspiegel Verordnung

Mängel
Brennen im Mund,

Durchfall

Brennen in der Kehle

Schlaflosigkeit

Nervosität

Knochen Verformung bei Kindern

Myopie erwichen Knochen

aufgeweichten Zähne

Knochen Verformung bei Säuglingen

Osteomalazie bei Erwachsenen (Weich)

Muskelzuckungen

erniedrigtes Kalzium

VITAMIN E

Quellen
Butter
Lade grünes Gemüse
Eier
Obst
Organfleisch
Muttern
Pflanzenöl
ganze Körnerpeanuts

Fette
margarine
Samen

Funktionen
Ermöglicht Vitamin A zur Arbeit
Zellmembran Schutz
RBC Hämolyse Prävention
sexuelle Potenz Wartung
sexuelle Ergiebigkeit Wartung
verhindert Zellschädigung aufgrund übe

Mängel
Ödeme bei Säuglingen
Anämie bei Frühgeborenen
Hautveränderungen bei Säuglingen
RBC Hämolyse
Muskel Störung
trockenes Haar
Nerv Störungen in schwerer Malabsorption
stumpfes Haar
Haarausfall

VITAMIN K

Quellen
Grünes Blattgemüse
Distelöl
Joghurt
Leber
Melasse

Funktionen
Synthese von Leber prothrombin
Synthese von anderen Gerinnungsfaktoren

Mängel
Blutung Tendenzen
Fehlgeburt
Nasenbluten

3 MINERALIEN

Kalzium

Quellen
Knochenmehl
Käse
Milch
Melasse
Joghurt
Vollkorngetreide
Nüsse
Hülsenfrüchte
Blattgemüse
Fisch

Funktionen
Blutgerinnung
Herzrhythmus Verordnung
Knochenbildung
ell Membranstruktur
Zahnanordnung
Zellmembran Funktion
Muskelwachstum
Nerv Impulsübertragung
Muskelkontraktion

Mängel
Paresthesias
Muskelkrämpfe

Herzklopfen
tetanie
Reizbarkeit
Schlaflosigkeit
Aussteuer chrostecis Zeichen auf dem Schild
Zahnverfall
Knochen
Knochen
Osteoporose Verformungen erwichen
gebremstes Wachstum

Chlorid

Quellen
Obst
Gemüse
Kochsalz

Funktionen
Wartung von fluid
Instandhaltung von Elektrolyt
Wartung von Säure Base
Maintenance osmotischen
Druckausgleich

Mängel
Ltypochoremic Alkalose

MAGNESIUM

Quellen
Grünes Blattgemüse
Nüsse
Meeresfrüchte
Kakaowhole grains

Kleie Getreide
black-eyed peas
Bestandsisolierungsbedingungen
gruenen
Brokkoli
Geflügel
Fisch, Austern, Krabben

Funktionen
Säure-basen Haushalt
Muskelentspannung
Calciumstoffwechsel in Knochen
Zellatmung
Phosphor Stoffwechsel im Knochen
Nerven Impulsübertragung
Herzmuskel Funktion
Herzmuskel Wartung

Mängel
Verwirrung,
Orientierungslosigkeit
leicht erregt
Zorn
Nervositä
Reizbarkeit
Rapid Pulse
Tremor
Verlust der Muskelkontrolle
neuromuskuläre Dysfunktion
Wachstumsstörungen
Verhaltensstörungen
Spasmen

ZINK

Quellen
Austern
Kalbfleisch
Schweinefleisch
Rindfleisch crab Leber
black-eyed Erbsen
Linsen
crab
Kichererbsen
Türkei
Lamm
Garnelen
Hummer
Huhn (dunkles Fleisch)
ganze Körner
Pilze
Meeresfrüchte
Sojabohnen
Spinat

Funktionen
Substanz, die benötigt werden, um mehrere Enzyme und
Insulin
Prostata
kohlenhydratverdauung
Fortpflanzungsorgane Wachstum
Stoffwechsel
Geruch und Geschmack auf die
Fortpflanzungsorgane Entwicklung

Mängel
Unfähigkeit zur Fortpflanzung
verzögerte Wundheilung

Verzögertes Wachstum
verzögert sexuelle Entwicklung
sank Geschmack
Appetitlosigkeit
depression
Veränderungen der Haut
verringert Immunantwort
verzögert sexuelle Reifung
Ermüdung
Verlust von Geruch und Geschmack
verlängerten Wundheilung

Phosphor

Quellen
Milch / Milcherzeugnisse
Joghurt
Fischfleisch
Leber
Hüttenkäse
Eier von Hausgefluegel,
trockene Bohnen
trockenen Erbsen Muttern
gelben Käse

Funktionen
Die Knochenbildung
Energieproduktion
Funktionen der Niere
Zellwachstum Stoffwechsel myokardiale Kontraktion
nervenaktivität Cell Repair
Säure-Basen Haushalt
Muskelaktivität

Mängel
Appetitverlust
Müdigkeit
unregelmäßiger Atmung
nervöse Störungen
Ataxie
paresthesias
Muskelschwäche
Schwäche
Verlust von Mineralien aus dem Knochen

Kalium

Quellen
Mageres Rindfleisch
peanut butter
Banane
Milch
Lachs Kartoffel

Funktionen
Pflegt Herzschlag
osmotischen Druck Balance
hält Wasserhaushalt
Säure-Basen Haushalt
unterhält Nervenfunktion
Muskelkontraktion

Mängel
Muskelschwäche
schnelle Herzrhythmusstörungen
Lähmung
Schlaflosigkeit
Tod
Nervosität

Wadenkrämpfe
Appetitlosigkeit
Erbrechen
langsam schwache Reflexe
dysrhythm

Natrium

Quellen
Meeresfrüchte
Käse
Milch
salt

Funktionen
Muskelkontraktionen
Muskelfunktion
Säure-Basen Haushalt
Nerv Impulsübertragung
Wasserhaushalt
extrazellulären Flüssigkeit
Zelldurchlässigkeit
osmotischen Druckausgleich

Mängel
Kopfschmerzen
Übelkeit
Erbrechen
Appetitverlust
Muskelschwund
Gewichtsreduktion
Hypertonie
trockene Schleimhäute
Muskelkrämpfe

Schwefel

Quellen
Milch
Eier
Fleisch
Hülsenfrüchte

Funktionen
Die Kollagensynthese
Muskelstoffwechsel
Vitamin B Bildung
toxin Neutralisation
Blutgerinnung

Bügeleisen

Quellen
Eier
Organfleisch
Geflügel
Weizenkeime
Leber
Kartoffeln
angereichertes Brot
bereichert Getreide
grünes Gemüse
Rindfleisch
Schweinefleisch Melasse trockenen Erbsen
Muttern
Spinat
Kale

Funktionen
Hämoglobin Produktion
Sauerstofftransport
Stressresistenz
Energieproduktion
Krankheitsresistenz
Verordnung biologischer Reaktionen
Zellatmung
Verordnung chemischer Reaktionen

Mängel
Brüchige Nägel
Zunge Atembeschwerden Verstopfung Soreness
Anämie
Zunge Entzündung
Blässe
Schwäche
kalt Empfindlichkeit
verringert Ermüdung des Immunsystems

4 TRACE ELEMENTS

CHROMIUM

Quellen
Muscheln
Fleisch
Käse
Maisöl
ganze Körner
Bierhefe

Funktionen
Kohlenhydratstoffwechsel
lipid Metabolismus
serum Glukosespiegels Wartung

Mängel
Glukoseintoleranz

COBALT

Quellen
Rindfleisch
Eier
Fisch
Milch produkte
Organfleisch
Schweinefleisch

Funktionen
B12 formation

Mängel
Gedächtnisstörungen Müdigkeit
Depression
Verwirrtheit
Nervosität
reduzierte reflex Antworten
gehproblemen
Sprachstörungen
glossitis
Kopfschmerzen
perniziöse
Anämie

COPPER

Quellen
Organfleisch
Rosinen
Austern und
Meeresfrüchte
Muttern
Melasse

Funktionen
Die Knochenbildung
Heilungsprozesse
Hämoglobin der
roten Blutkörperchen
Enzym Bildung
mentaler Prozesse
Eisen verwenden

Mängel
Durchfall (bei Säuglingen)
gestörte Atmung
allgemeine Schwäche
Haut wunden
Knochen Missbildungen

IODINE

Quellen
Kelp (jodiertes Salz) Meeresfrüchte

Funktionen
Verordnung der Grundumsatz des
Zellstoffwechsels

Mängel
Kalte Füße kalte hände Reizbarkeit
Nervosität
trockenes Haar
Adipositas

MANGANESE

Quellen
Bananen
Eigelb
grünes Blattgemüse
Leber
soja
nüsse
Vollkornprodukte
kaffee
tee

Funktionen
Enzymaktivierung
Skelettwachstum
Fettstoffwechsel
sex Hormonproduktion
Kohlenhydrat Stoffwechsel
Vitamin B1-Stoffwechsel
Vitamin E Auslastung

Mängel
Ataxie
Anhörung Störungen
Schwindel
Schwerhörigkeit

MOLYBDENUM

Quellen
Ganze Körner,
Hülsenfrüchte
Organfleisch

Funktionen
Körper Stoffwechsel

SELENIUM

Quellen
Meeresfrüchte
Leber
Fleisch
Niere

Funktionen
Immunmechanismen der
mitochondrialen ATP-Synthese
zellulären Schutz
Fettstoffwechsel

5 ZELLE SALZE

Calciumfluorid

Funktionen
Verleiht dem Gewebe die Qualität der Elastizität

Mängel
Verlust von Elastizität,
Pfähle
entspannt Venen
träge Zirkulation
entspannt Arterien
Risse in der Haut
Muskelschwäche
Lager unten Schmerzen

Standort
Die Wände der Blutgefäße
Muskelgewebe
Bindegewebe
Oberfläche des Knochens
Emaille der Zähne

Kalziumphosphat

Funktionen
Aids betroffenen Gewebe Salz mit Ernährung
Bestandteil von Speichel und Magensaft
fördert gesunde Zellaktivität
stellt Ton für
Ton zu geschwächt Organe stellt
Aids Wachstum
Aids geschwächt Gewebe Wachstum normalen Entwicklung
hilft bei der Verdauung
aids Assimilation
baut Verfassung

Mängel
Rückstand
schwere Schmerzen
Rachitis
wiederkehrende Zahn ärger
Blut Armut
Taubheit von Gliedmaßen,
Kälte der Gliedmaßen
Knochenschwäche

NAT. PHOS.
(SODIUMPHOSPHATE)

Funktionen
Aids Säureneutralisierungsmittel
Aids-Funktion der Verdauungsorgane
Aids Assimilation von Fetten und anderen Nährstoffen.

Mängel
Säure Dyspepsie
Schwellung
sehr gefärbter Urin
golden - gelbe Zunge
Schlaflosigkeit
cremig Beschichtung auf der Zunge
nervöse Reizbarkeit
Störungen des Verdauungssystems
rheumatische Symptome

NAT. SULPH. (Natriumsulfat)

Funktionen
Regelt die Dichte der interzellulären Flüssigkeiten
(Flüssigkeiten, Baden den Gewebezellen) durch den Wegfall
von überschüssigen Wassers
kontrollen Funktionieren der Leber
Entfernung von Gift aufgeladen Flüssigkeiten

KALI PHOS. (KALIUMPHOSPHAT)

Funktionen
Nerv Nährstoff für nervöses Verhalten
beibehalten zufrieden Disposition
schärft Geisteslehrkörper
starken Einfluss auf körperliche Funktionen
aids asthma
aids Schindeln
aids Nervösen Bedingungen

Mängel
Nervensystem
Kopfschmerzen
Schlaflosigkeit
nervöse
Dyspepsie Faulheit
depression
Wutanfälle
trägen
Müdigkeit
senkte Vitalität
schon Grant
Schindeln
fretfulness
Kranken humor

KALISULPH (Kaliumsulfat)

Funktionen
Anti-friction
Salz in Form eines Schmiermittels
vervollständigt Atemwege Prozesshilfen
Darmstörungen
Magen catarrh Aids
Aids entzündliche Bedingungen zur Förderung der Schweiß

Mängel
Klebrig, gelblichen Ausfluss aus der Haut
Klebrig, gelblichen Ausfluss aus Schleimhaut
Skalierung Haut
Skalierung auf Scalp
flüchtige Schmerzen
chiliness
schalten

MAG. PHOS. (MAGNESIUM PHOSPATE)

Funktionen
Lindert krampfartige
Schmerzen lindert Gewebe Salz schießen
aids Nervensystem
lindert Schmerzen wegfliegt
supplements Aktion von Kali Phos.
lindert krampfartige Schmerzen
lindert Krämpfe
lindert Husten
lindert Nervenschmerzen
entlastet Schluckauf
lindert Kopfschmerzen
lindert Blähungen
Lindert Menstruationsbeschwerden

Mängel
Krämpfe
Schießen und Stechen Schmerz

NAT. MUR. (Natriumchlorid)

Funktionen
Wasser - Verteilung von Gewebe
eng mit Ernährung
steuert die Ebbe und Flut der Körperflüssigkeiten
Aufrechterhalten angemessenen Grad von Feuchtigkeit
physiologischen Prozess der
Produktion von Salzsäure

Mängel
Übermäßige Feuchtigkeit
Kopfschmerzen mit Verstopfung
starke Trockenheit
fettige Haut
Niedergeschlagenheit
Blässe der Haut
schwer Hocker
Entlastung der wässrige Schleim
Niesen
raw anus
Wunde anus
trocken schmerzhafte Wunde Nase
Hals Symptome
Sodbrennen
gesichtsneuralgien
Augen schwach
Zahnschmerzen
Schläfrigkeit
Hayfever

Hang-Nägel
unrefreshing Schlaf
Verlust des Geschmacks
Verlust des Geruchs
langsame Verdauung
craving von Salz

Calciumsulfat(CAL. SULPH.)

Funktionen
Beseitigung der Abfallprodukte aus dem Blut
Blutreinigung und Heiler
supplemental in der Aktion von Kali Mur (Kaliumphosphat)

Mängel
Akne
Zerfall organischer Substanz
verletzt das umliegende Gewebe

FERR. PHOS.
((Eisenphosphat))

Funktionen
Stärke zu runden Wänden der Blutgefäße
Zähigkeit zu runden Wänden der Blutgefäße
Sauerstoff -
Erste Hilfe Hilfsmittel für Blutungen
Abhilfe für die Förderung Jahr Beschwerden
Behandlung von Erkrankungen der Kinder

Mängel
Mangel an roten Blutkörperchen

KALI MUR.
(Kaliumchlorid)

Funktionen
Aids mit Speichel die Produktionsbeihilfe
für frühe Stadien der Verdauung
komplementär zu Calc. Sulph.
reinigende Blut
reinigende Blut
aids Husten, Halsschmerzen, Bronchitis,
Windpocken, Erkältungen, Tonsillitis, Masern,
Mumps und die

Mängel
Fibrin wird nicht funktionale
dicke, weiße Einleitungen
catarths
Symptome Die
Symptome der Haut beeinträchtigen, Schleimhäute
weiß beschichtet Zunge
Licht - farbige Schemel
Erstarrung der Leber

6 PROTEINS

PROTEIN

Quellen
Mageres Fleisch
getrocknete Bohnen
Eier
Geflügel

Erbsen
Fisch
peanut butter
Milch
Käse

Funktionen
Ausstattung Aminosäuren für Bau und Reparatur von
Körpergewebe
liefert die Energie für den Körper
reguliert die Flüssigkeitsbilanz
Quelle der diätetischen Stickstoff

Mängel
Energie Unterernährung
Leberschäden
verringerte Immunabwehr
eine erhöhte Infektanfälligkeit
Ödeme

7 KOHLENHYDRATE

Kohlenhydrate

Quellen
Getreidekörner
trockene Bohnen
Nudeln
Mais
Milcherzeugnisse
trockenen Erbsen
Brot
Kartoffel
Obst

Gemüse
Gelee
Kandiszucker

Funktionen
Liefert Energie für Körper Prozesse
liefert Energie für körperliche Aktivität
aids in die Verwendung von Fat
Ersatzteile protein

Mängel
Energie Unterernährung
Verlust von Gewicht
Verlust von Muskelmasse

Über den Autor

Ich schrieb dieses Buch, so dass sowohl Kinder als auch Erwachsene wissen würde die Vorteile der Verzehr bestimmter Lebensmittel. Wissen ist Macht. Empowering alle Altersgruppen zu gesünderen Körper und Geist.

www.ingramcontent.com/pod-product-compliance
Lightning Source LLC
Chambersburg PA
CBHW05083829O526
45792CB00001B/452